Generis

PUBLISHING

PREVENCION DE LA ENFERMEDAD OSTEOMUSCULAR EN EL TRABAJO

Diseño del sistema de vigilancia epidemiológica para la prevención de la patologia osteomuscular

Jorge Octavio Melo Guevara

Title: **PREVENCION DE LA ENFERMEDAD OSTEOMUSCULAR EN EL TRABAJO**

Diseño del sistema de vigilancia epidemiológica para la prevención de la patologia osteomuscular

ISBN: 979-8-89248-761-0

Author: Jorge Octavio Melo Guevara

Cover image: www.pixabay.com

Publisher: Generis Publishing
Online orders: www.generis-publishing.com
Contact email: info@generis-publishing.com

PREVENCION DE LA ENFERMEDAD OSTEOMUSCULAR EN EL TRABAJO

Diseño del sistema de vigilancia epidemiológica para la prevención de la patologia osteomuscular

Jorge Octavio Melo Guevara

PRESENTACIÓN

Ofrezco a ustedes este pequeño libro que explica paso a paso cómo es el diseño, implementación y evaluación de un sistema de vigilancia epidemiológico para el control del riesgo ergonómico y la prevención de las enfermedades osteomusculares en el trabajo.

Este manuscrito fue elaborado siguiendo todos los conceptos técnicos de la literatura especializada en vigilancia epidemiológica y las enfermedades osteomusculares.

El libro lo he dividido en 4 subprogramas. Esto con el fin ser más específico y concreto, debido a que los factores de riesgo para una enfermedad de columna son muy diferentes a los que afectan el hombro o las muñecas. Es posible que en el mismo puesto de trabajo coexistan los dos, pero las acciones de prevención deben ser muy específicas para que el resultado sea óptimo y los costos razonables.

Los 4 subprogramas en que he dividido el sistema de vigilancia epidemiológico (SVE) corresponde a las 4 patologías más frecuentes, más incapacitantes y más problemáticas: Dolor lumbar crónico; síndrome del túnel carpiano y epicondilitis; síndrome de hombro doloroso y finalmente el dolor cervico braquial.

Es un manual que ayudará a aquellos que piensan implementar un sistema de vigilancia epidemiológico para el control de riego ergonómico y prevención de la enfermedad osteomuscular en las empresas. En buena parte he seguido la *Guía técnica de sistema de vigilancia epidemiológica en prevención de desórdenes músculo esquelética*, del Ministerio de la Protección Social, (2008) pero explica de manera detallada el procedimiento para su realización.

También será de utilidad para aquellos profesionales que realizan asesoría a las empresas porque les dá pautas a la hora de evaluar lo que se está haciendo, para saber si se están cumpliendo los objetivos específicos y para conocer que indicadores debe evaluar. También para los encargados del Sistema de Gestión en Salud y Seguridad en el Trabajo (SG SST) en las empresas por que les aporta herramientas de evaluación de los SVE contratados, saber si están acordes con los criterios técnicos de la vigilancia epidemiológica.

En general, será de utilidad para todos los profesionales de la salud y seguridad en el trabajo, no solo en su labor cotidiana, sino para aquellos que deseen conocer sobre la vigilancia epidemiológica.

Será de utilidad también para quienes cursan la especialización o maestría en Salud y Seguridad en el Trabajo, ya que dispondrán de herramientas teóricas importantes sobre el tema con miras a su futuro laboral.

Finalmente, este libro contiene los elementos conceptuales básicos para la implementación del sistema de vigilancia epidemiológico, que aunque está enfocado en el riesgo ergonómico, puede ser también de utilidad para otros sistemas de vigilancia epidemiológica.

Espero sea de su utilidad y agrado.

Jorge Octavio Melo Guevara

El Autor

TABLA DE CONTENIDO

INTRODUCCION

Las enfermedades osteomusculares ocupan el primer lugar en el mundo en cuanto a frecuencia, secuelas funcionales y costos a los sistemas de salud derivadas de tratamientos e indemnizaciones. Tambien causan enormes pérdidas económicas a las empresas debidas a la disminución de la productividad. En Colombia la situación no es diferente. Son en su conjunto alrededor del 80% de los diagnósticos de origen laboral.

La afectación a las empresas se da también porque en un porcentaje muy alto requieren reducción de las tareas habituales o reubicación a otro cargo diferente para el que fueron contratados. Estas patologías además suelen asociarse a conflictividad laboral, querellas frecuentes ante el Ministerio de Trabajo y en no pocas a acciones judiciales que se instauran, en primer lugar, contra la empresa.

Pero los problemas no terminan con la pérdida de productividad, con las reubicaciones, donde los trabajadores afectados resultan poco productivos, con las idas y venidas a los juzgados o al Ministerio de Trabajo, con las órdenes de reintegro o el pago de brazos caídos. Están también las solicitudes de indemnización por responsabilidad civil cuando la empresa es demandada por no haber impedido o no haber desarrollado acciones para evitar que el trabajador enfermara.

En estos últimos casos la posibilidad de defenderse exitosamente son pocas, en razón a que la enfermedad se desarrolla de manea insidiosa y por lo tanto hubo tiempo para haberlo evitado. Estas demandas, además del desgaste administrativo, son muy costosas cuando se condena a la empresa.

Para citar un ejemplo: Un trabajador con enfermedad de columna lumbar, salario de $ 1.500.000 pesos y una pérdida de capacidad laboral de 37% recibirá de la Aseguradora de Riesgos Laborales (ARL) $ 27.000. 000 de pesos. Pero si la empresa es condenada por responsabilidad civil, lo que tendrá que pagar puede oscilar entre $ 200.000.000 y $ 400.000.000. Esto es lo que corresponde a Lucro Cesante Consolidado, Lucro Cesante Futuro y Daños Morales. Esta estimación la hago con base en cálculos actuariales.

Los sistemas de vigilancia epidemiológica (SVE) forman parte de los Sistemas de Gestión de la Salud y Seguridad en el Trabajo y se consideran una estrategia efectiva para el control de los factores de riesgo porque se basan en el análisis juicioso de información útil y relevante para la toma de las mejores decisiones. En caso de querellas legales, los SVE son un soporte importante que muestra que la empresa está realizando actividades para evitar que los trabajadores enfermen.

Como los SVE se basan en análisis de información relevante para la toma de decisiones, las acciones van dirigidas a objetivos muy claros, por lo que ahorra recursos económicos que se pierden cuando no se ha identificado bien el objetivo a intervenir.

GLOSARIO DE TÉRMINOS

ACGIH HAL: Metodología ergonómica observacional que evalúa posturas y repetición en miembros superiores pero a su vez establece estándares sobre límites máximos recomendados.

Ausentismo por certificación médica: Son los días en que el trabajador se ausenta del trabajo debido a incapacidad médica.

Auto reporte: Es la información tomada de la versión del trabajador, que puede ser sobre condiciones de trabajo o sobre sintomatología que presente.

Calificación de origen: Es el diagnóstico de origen de una enfermedad que puede ser común o laboral. En Colombia debe cumplir con un proceso administrativo para ser declarada laboral, ya que se presume el origen común.

Calistenia: Son los ejercicios de calentamiento y estiramiento que se realizan antes de una actividad deportiva o de trabajo.

Ciclo PHVA: Es el acróstico de Planear, Hacer, Verificar y Actuar. Es asi como se llevan a cabo los sistemas de gestión en salud y seguridad en el trabajo.

CDC: Acróstico de Control Desease Center; Institución Norteamericana.

Discapacidad: Es la imposibilidad para realizar una acción como consecuencia de una alteración funcional o anatómica.

Disco intervertebral: Estructura ubicada entre dos vértebras que tiene como función permitir la movilidad de la columna y amortiguar las cargas que deben soportar las vértebras.

Dolor cervicobraquial: Síndrome doloroso a nivel de la nuca que puede acompañarse de dolor en una o ambas extremidades superiores y/o parestesias (hormigueos) en éstas.

Dolor lumbar crónico: Se refiere al dolor de la región baja de la espalda que dura más de 6 semanas.

Empresa Promotora de Salud (EPS): En Colombia las encargadas de afiliar, recaudar y asegurar la atención de los usuarios.

Epicondilitis: Enfermedad que se caracteriza por dolor en los codos debido a una inflamación en el epicóndilo lateral, medial o en ambos.

Espalda baja: Se refiere a la región lumbar y sacra.

Evento centinela: "Es una enfermedad, discapacidad o muerte prevenible, la cual sirve como señal de advertencia de que la calidad de la prevención y/o terapéutica médica puede necesitar mejorarse" (*Guía Técnica de Sistema de Vigilancia Epidemiológica en prevención de desórdenes músculo esqueléticos en trabajadores en Colombia, Ministerio de la Protección Social, 2008*)

Factor de riesgo ergonómico: Se refiere a la manipulación de carga pesada, carga dinámica (movilidad asociada a fuerza), posturas incómodas, movimientos repetitivos o concentración de movimientos en un pequeño grupo articular.

Incidencia: Son los casos nuevos de un evento de salud cualquiera. Por ejemplo, casos de dolor lumbar crónico en un período de tiempo dado.

Índice OCRA: Metodología ergonómica observacional que evalúa la exposición a repetitividad en miembro superior (solo codo y muñecas. No aplica para hombro).

Institución Prestadora de Salud: En Colombia son toda la red de prestadores directos de los servicios asistenciales a las personas.

Manipulación de carga pesada: Según la Norma ISO 11228, es carga pesada a partir de 3 Kg. Las modalidades de manejo de carga pesada son: ascenso y descenso, transporte, empuje y arrastre.

Métodos intervencionistas: Se refiere a aquellos métodos terapéuticos para manejo del dolor que son invasivos (traspasan la piel).

Morbilidad sentida: Es el auto reporte de los síntomas por parte de un individuo.

Normas ISO 11226 y 11228: Son recomendaciones de la Organización Internacional de Normalización o Estandarización. La primera es para repetitividad y la segunda para manejo de cargas.

Patología osteomuscular: Se refiere a todas las enfermedades que afectan musculo, tendón y articulaciones. Aunque el síndrome del túnel carpiano es un problema del nervio periférico, también hay engrosamiento de las vainas tendinosas.

Pérdida de capacidad laboral (PCL): Es el porcentaje de capacidad laboral que pierde un individuo como consecuencia de un accidente o de una enfermedad.

Posturas extremas: Son aquellas posturas de los diferentes segmentos corporales que se encuentran más allá de los ángulos de confort y que causan molestias o enfermedades con el tiempo.

Profesiograma: Es la caracterización de un puesto de trabajo en lo relacionado con tareas, demandas físicas, cognitivas, metabólicas, etc.

Repetitividad (repetitivo): Está dado por los ciclos de trabajo cortos (ciclo menor a 30 segundos o 1 minuto) o alta concentración de movimientos (> del 50%), que utilizan pocos músculos (Silverstein y col, 1987).

Resonancia magnética: Examen de radiodiagnóstico que evalúa tejidos blandos.

Responsabilidad civil: Es la obligación de pagar por los daños y perjuicios causados en una persona.

Síndrome del manguito rotador: Enfermedad que afecta el tendón de los manguitos rotadores. Puede ir desde una inflamación (tendinitis) hasta una ruptura completa del tendón.

Síndrome del túnel carpiano: Trastorno del nervio mediano por atrapamiento a nivel de las muñecas. Cuando es de origen laboral suele ser por hipertrofia de las vainas tendinosas.

Subprograma: Es una de las partes en que se subdivide el programa de vigilancia epidemiológica.

SIGLAS Y ABREVIATURAS

EPS: Empresa Promotora de Salud

FASECOLDA: En Colombia es la Federación Colombiana de Aseguradoras

FR: Factor de riesgo.

SMR: Síndrome de manguito rotador.

SG SST: Sistema de gestión en salud y seguridad en el trabajo

STC: Síndrome del túnel carpiano.

SVE: Sistema de vigilancia epidemiológica

CAPÍTULO I. MARCO TEÓRICO. VIGILANCIA EPIDEMIOLÓGICA EN SALUD OCUPACIONAL.

1.1 Definición:

La vigilancia epidemiológica consiste en la observación y análisis rutinario, tanto de la ocurrencia y distribución de las enfermedades, como de los factores de riesgo continentes y su control, para sustentar con fuerza y mayor precisión, la toma oportuna de decisiones y de acciones (*Vigilancia Epidemiológica en Salud Ocupacional,* Revista de la Sociedad Colombiana de Medicina del Trabajo, mayo 2003).

"Proceso regular y continuo de observación y e investigación de las principales características y componentes de la morbilidad en una comunidad" (*K.M. Colimón*)

La Vigilancia Epidemiológica posee 3 componentes específicos que son:

1. Subsistema de recolección de datos.
2. Subsistema de análisis de datos. Los convierte en Información.
3. Subsistema de respuesta e intervención a partir de la información generada. (*Vigilancia Epidemiológica en Salud Ocupacional,* Revista de la Sociedad Colombiana de Medicina del Trabajo, mayo 2003).

Resumiendo, la vigilancia epidemiológica se caracteriza por:

Ser un sistema, es decir, con ingresos, procesos y salidas.

Es un accionar continuo.

Genera acciones después de recolectar y analizar información.

Las acciones van dirigidas a objetivos específicos y bien definidos.

1.2 Objetivos de la Vigilancia Epidemiológica

Los principales objetivos de la vigilancia epidemiológica en Salud y seguridad en el trabajo son:

Primero: Tener un conocimiento actualizado sobre el factor de riesgo objeto de la vigilancia, sobre los efectos que causa en la salud de los trabajadores y, un tercero que poco se menciona pero que considero importante, sobre el conocimiento que el trabajador debe tener acerca de los riesgos a los que está expuesto en el trabajo.

Segundo. Diagnostico precoz de las enfermedades con el fin de reducir las secuelas

Tercero. Reducir el ausentismo por accidentalidad y enfermedad atribuibles al factor de riesgo que se vigila.

Cuarto. Tomar decisiones con base en la recolección y analisis de la información para reducir la exposicion y prevenir patologías.

1.3 Fundamentos Legales de la Vigilancia Epidemiológica.

En la legislación colombiana existe un buen número de normas que establecen la obligatoriedad de implementar sistemas de vigilancia epidemiológica para la prevención de la accidentalidad y de las enfermedades profesionales. A continuación se presentan varias de ellas:

Decreto 1562 de junio 22 de 1984.
Decreto 614/1984, artículo 30°

Resolución 01016 de mayo de 1989, Art. 10 numeral 2,
Ley 100/93, Art 208.
Decreto 1295 de 1994. Art. 21, literal d, Art. 65. Art. 67.
Decreto ley 962 de 2.005, articulo 41.
Resolución 2646/2008, artículo 1°

Decreto 1443 de 2014, artículo 24, parágrafo 3.

1.4 Factores de riesgo ergonómico y enfermedades osteomusculares que se les debe hacer vigilancia epidemiológica.

Síndrome del túnel carpiano. Los factores de riesgo ergonómico para esta patología son la repetitividad, posturas incómodas, aplicación de fuerza y la combinación de las 3 (NIOSH, 1.997).

Los factores individuales asociados son la edad, ser mujer, obesidad, artritis reumatoide, antecedentes de fracturas en muñecas, otras patologías no tratadas como la diabetes, hipotiroidismo (***Costa-Viera, 2010;*** NIOSH, 1.997).

Patologías de hombro (síndrome de manguito rotador, tendinitis de hombro). Los factores ergonómicos que se han asociado con patologías de hombro son: Posturas mantenidas o sostenidas mayores a 60° de flexión o abducción, asociado o no a repetitividad y manejo de carga (NIOSH, 1997).

Dentro de los factores individuales se encuentran la edad, a mayor edad mayor riesgo de presentar rupturas o desgarros crónicos del tendón y el tipo de acromion, especialmente el tipo 3 o ganchoso. Parece que con la edad, el acromion adquiere una mayor curvatura, lo que disminuye el espacio sub acromial y por esta razón aumenta la posibilidad de lesiones del manguito rotador (NIOSH 1997; Costa Viera 2010).

Patologías de codo y antebrazo (epicondilitis lateral y medial, tenonosinovitis de los flexores del antebrazo) asociadas a movimientos de pronosupinación con fuerza (NIOSH, 1997).

Dolor lumbar crónico y patología de espalda baja. Los factores de riesgo son la vibración de cuerpo completo, el manejo de carga pesada, trabajo físico pesado, posturas mantenidas y/o sostenidas de tronco en flexión y movimientos repetidos de tronco asociados con fuerza.

Las condiciones individuales asociados a dolor lumbar crónico son la edad (la mayor prevalencia de patología dolorosa lumbar se encuentra entre los 30 y los 50 años). Lo han asociado también con personalidad ansiosa y con otros factores individuales como la obesidad, el biotipo longilíneo (alto y delgado) y la carencia de técnica en levantamiento de cargas (NIOSH, 1997).

Cuello (síndrome cervicobraquial). Son factores de riesgo las posturas en extensión o flexión extrema. Los factores individuales asociados son el tipo de personalidad ansiosa, la edad.

A continuación, el cuadro de resumen:

Tabla N° 1. Factores de riesgo asociados por patología			
Patología	**FR laboral**	**Factores del Individuo**	**Fuente**
Dolor lumbar crónico	Vibración de cuerpo completo, manejo de carga pesada, trabajo físico pesado, posturas mantenidas y/o sostenidas de tronco en flexión, movimientos repetidos de tronco asociados con fuerza.	Personalidad ansiosa, otros factores individuales asociados son la obesidad, el biotipo longilíneo y la carencia de técnica en levantamiento de cargas.	Niosh ,1997; Costa-Viera, 2010.
Síndrome del manguito rotador	Posturas mantenidas o sostenidas mayores a 60° de flexión o abducción, asociado o no a repetitividad y manejo de carga,	Edad, Acromion tipo 3.	Niosh ,1997; Costa-Viera, 2010.
Síndrome del túnel carpiano	Repetitividad, posturas incómodas, aplicación de fuerza y la combinación de las 3.	Edad, ser mujer, obesidad, artritis reumatoide, antecedentes de fracturas en muñecas, otras patologías no tratadas como la diabetes e hipotiroidismo	Niosh ,1997; Costa-Viera, 2010.
Epicondilitis	Movimientos de pronosupinación con fuerza		Niosh ,1997; Costa-Viera, 2010.
Dolor cervico braquial	Posturas de cuello en extensión, posturas de cuello en flexión forzada	Personalidad ansiosa, la edad	Niosh ,1997; Costa-Viera, 2010.

Fuente: El autor

1.5 Fuentes para evaluar riesgo ergonómico en los puestos de trabajo.

Datos de ausentismo. Permite ubicar las áreas de mayor riesgo y la causa médica por la que se incapacitan, por ejemplo, lumbalgias, esguinces de hombro o cervicalgias. El aumento de ausentismo por determinada causa, patología o síntoma (lumbago, tortícolis o esguince de hombro) en alguna de las secciones o áreas de la empresa, puede indicar presencia de un factor de riesgo.

Estadísticas de accidentalidad. Se debe tratar de establecer si en determinadas áreas se reporta accidentalidad por lumbagos, sobreesfuerzo, dolor en la nuca o esguinces de hombro. Estos casos pueden ser indicativos de exposicion a manejo de carga pesada.

Incidencia de una patología. La presencia inusual de determinada patología en determinada área, como por ejemplo, casos de síndrome del túnel carpiano, síndrome del manguito rotador o patología de columna, orientan hacia la presencia de una exposicion importante.

Informe de exámenes periódicos. Es una fuente importante de información sobre la presencia anormal de algún factor de riesgo ergonómico (biomecánico). La revisión y análisis de los informes epidemiológicos de los exámenes periódicos permite ubicar áreas o cargos con exposición anormal.

Análisis de morbilidad sentida. Cuando se presenta determinada sintomatología en un área o determinada clase de cargos, orienta a la presencia de determinada exposicion.

La matriz de riesgos. Aunque es muy general y poco profundo, la revisión y análisis de la matriz complementa la información recogida de las demás fuentes y sirve además para focalizar áreas donde se requiere un estudio más profundo de los puestos de trabajo.

Profesiograma. El profesiograma aporta información sobre descripción de tareas por cargo y demandas ergonómicas de los mismos.

Esta evaluación se puede resumir en la siguiente tabla.

Tabla N° 2. Selección de trabajadores para el SVE

Área de trabajo/Indicador de riesgo	Ausentismo	Informe epidemiológico de EL	EL	Morbilidad sentida	Matriz de riegos
Comercial	Alto/Normal	Hallazgos/No	Si/No	Posit/Negat	Alto/Normal
Archivo	Alto/Normal	Hallazgos/No	Si/No	Posit/Negat	Alto/Normal
Almacén	Alto/Normal	Hallazgos/No	Si/No	Posit/Negat	Alto/Normal
Producción	Alto/Normal	Hallazgos/No	Si/No	Posit/Negat	Alto/Normal
Mantenimiento	Alto/Normal	Hallazgos/No	Si/No	Posit/Negat	Alto/Normal

Fuente: El autor. EL: Enfermedad laboral.

1.6 El ciclo PHVA en vigilancia epidemiológica.

PHVA es el acróstico de Planear, Hacer, Verificar y Actuar.

En un sistema de vigilancia epidemiológico el ciclo PHVA es algo que va implícito, pues por definición, la vigilancia epidemiológica es un sistema continuo para recolectar información, analizarla, generar acciones y evaluar los resultados para volver a planear.

Planear. Corresponde al diseño del sistema en sí. Se define el factor de riesgo que se va a vigilar, los objetivos específicos, los criterios de inclusión y exclusión, las metodologías o instrumentos de evaluación que se van a emplear, los indicadores con los que se va a medir, el plan de análisis, el cronograma de actividades, definición de responsabilidades, el presupuesto y las posibles acciones a que darán lugar.

Hacer. Es cuando el sistema de vigilancia epidemiológica se pone en marcha. Pueden definirse 3 pasos.

Primero. Comienza por la recolección de la información y por la capacitación a los trabajadores. Esta debe proceder del comportamiento del factor de riesgo que se vigila, de los posibles efectos en la salud, la accidentalidad y ausentismo por otras causas.

Segundo. El análisis de la información de acuerdo con los criterios y plan de análisis que se definió en el diseño y

Tercero. Las acciones que se generan para el control del factor de riesgo y de los efectos en la salud de los trabajadores.

Verificar. Corresponde a la evaluación que se hace del comportamiento del factor de riesgo y de los efectos sobre los trabajadores después de haber implementado las acciones. Esto supone que se analizó la información nueva y se comparó con la que se había evaluado antes de implementar los cambios.

Actuar. Corresponde a las nuevas acciones y medidas que se implementan después de haber verificado y analizado la información sobre el objeto de la vigilancia y de haber evaluado el efecto de las primeras acciones sobre el comportamiento del factor de riesgo y los efectos en los trabajadores.

CAPITULO II. PLANEAR. DISEÑO DEL SISTEMA DE VIGILANCIA EPIDEMIOLOGICO PARA LA PREVENCION DE LA PATOLOGIA OSTEOMUSCULAR.

2.1 Justificación.

Implementar el sistema de vigilancia epidemiológico para la prevención de la patología osteomuscular está ampliamente justificado por razones médicas, sociales, de productividad, económicas y jurídicas:

Razones médicas. La alta prevalencia de la enfermedad osteomuscular. A nivel global y en el país representan alrededor del 80% de todas las enfermedades laborales reconocidas. La implementación de un SVE para el control del factor de riesgo ergonómico y la patología osteomuscular contribuye a tener una población más saludable y satisfecha, por lo tanto, más productiva.

Razones económicas. Se justifica también por los altos niveles de ausentismo, reubicaciones, disminución de la productividad y secuelas que deja en la población expuesta. Las enfermedades osteomusculares producen disminución de la productividad mucho antes de ser diagnosticadas y de ser reconocidas como enfermedades laborales. Esta es ocasionada por la sintomatología dolorosa, la pérdida de fuerza y molestias en la ejecución de sus tareas.

La totalidad de los costos por disminución de la productividad no son cubiertos por el sistema de riesgos laborales. Estas pérdidas las asume directamente la empresa.

La necesidad de cubrir vacantes por ausentismo, el adiestramiento a nuevos trabajadores, la afectación de la producción, de la calidad de los productos y servicios son otros costos invisibles pero reales que debe asumir la empresa.

Razones Legales. Las querellas legales con los trabajadores enfermos son frecuentes y costosas en términos económicos y de buen nombre para las empresas. Las demandas por responsabilidad civil son muy costosas: De acuerdo con estimaciones del autor, con base en la experiencia, el costo de una demanda por responsabilidad civil, en caso de ser condenado, cuesta entre 7 y 15 veces el valor que paga la ARL de indemnización por secuelas.

Tambien son comunes las querellas y ante el Ministerio de Trabajo.

Contar con un sistema de vigilancia epidemiológico para controlar el riesgo rrgonómico y prevenir las enfermedades osteomusculares constituye una poderosa defensa contra las demandas por responsabilidad civil. Con esto prueba de manera inequívoca que hizo lo que técnicamente estaba al alcance para impedir que sus trabajadores enfermaran.

2.2 Características de las patologías osteomusculares a prevenir.

Este sistema de vigilancia epidemiológica se enfoca primordialmente en las 4 patologías más importantes. Son las de mayor incidencia, ausentismo y discapacidad. Tambien las que más pleitos judiciales y pérdidas económicas generan. Las siguientes son las patologías sobre las que se enfocara el SVE.

Problemas de espalda baja. La patología lumbar es la 2ª o 3ª enfermedad más calificada en el país, pero es la primera causa de ausentismo laboral. También es la más costosa en tratamientos médicos, quirúrgicos y de rehabilitación. Es, además, la que más discapacidad causa, por lo tanto la que más reubicaciones genera y la que más pérdida de productividad ocasiona a las empresas. Es también donde más reintegros fallidos se dan y por la que más conflictividad laboral enfrentan las empresas.

Pero adicionalmente hay otros problemas asociados a esta patología. Es una de las enfermedades que más se presta para la simulación de síntomas (**Revista Trauma**) con todos los problemas que esto conlleva. Hay un desgaste normal de los discos de la columna lumbar que comienza desde muy temprano, antes de los 30 años. Las resonancias magnéticas pueden reportarlo como discopatias, pero esto no significa que presenten patología. Por esto se producen muchos errores diagnósticos al considerar como enfermedad hallazgos normales que son explicados por la edad (*Greschan y Miller, 1969*).

Finalmente, las lumbalgias pueden terminar complicándose con síntomas psiquiátricos (realas o simulados) que complican las reincorporaciones, generan litigios jurídicos y querellas en el Ministerio de Trabajo.

Síndrome del túnel carpiano y epicondilitis. Se agrupan las dos porque corresponde al mismo segmento, y por qué los factores de riesgo son similares. El síndrome del túnel carpiano es la patología laboral más calificada en Colombia (según datos obtenidos del Ministerio de Trabajo y FASECOLDA). Igual que las demás patologías, produce sobre todo disminución de la productividad debido a la discapacidad que queda como secuela. También son causa importante de reubicaciones y de conflicto laboral.

Patología de Hombro. Se encuentra en 2° o 3° lugar de las patologías laborales que con más frecuencia se diagnostican. Es también motivo de reubicaciones, pérdidas en la productividad y conflictos tanto en los juzgados como litigios ante el Ministerio de Trabajo.

Dolor Cervicobraquial. Por lo general produce menos discapacidad y reubicaciones, pero si puede dar lugar a ausentismo y demandas de servicios médicos. Se sospecha la asociación con estrés laboral, pero aún no hay evidencia empírica que lo confirme.

2.3 Evento centinela

Diagrama N° 1

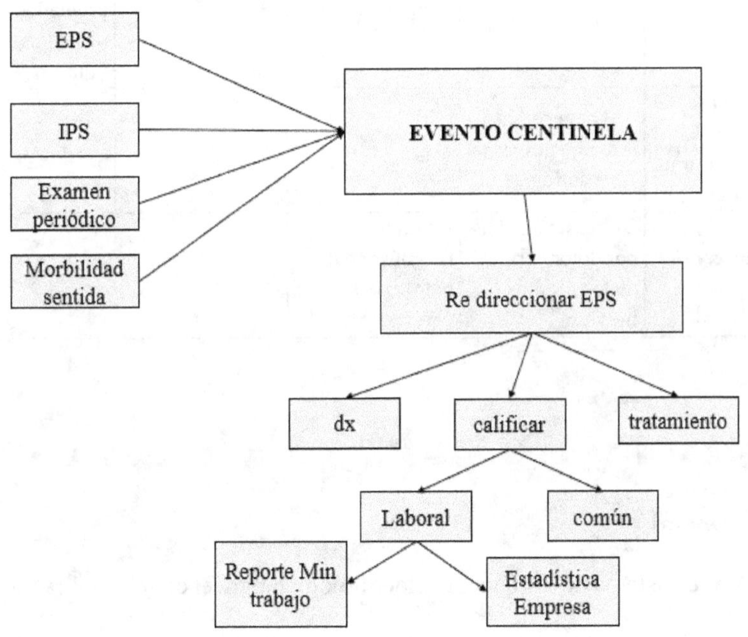

"Es una enfermedad, discapacidad o muerte prevenible, la cual sirve como señal de advertencia de que la calidad de la prevención y/o terapéutica médica puede necesitar mejorarse" (*Guía Técnica de Sistema de Vigilancia Epidemiológica en prevención de desórdenes musculo esqueléticos en trabajadores en Colombia, Ministerio de la Protección Social, 2008*)

Los eventos centinelas para las patologías osteomusculares que se proponen en este libro son las que a continuación se muestran.

Tabla N° 3. Eventos centinela según patologia				
Dolor lumbar crónico	Reporte de 2 o más episodios de lumbago en los últimos 6 meses	Incapacidad por lumbago de más de 30 días en los últimos 6 meses;	Reubicación por lumbago de más de 30 días en los últimos 6 meses;	
Síndrome del manguito rotador	Reporte de 2 o más accidentes de trabajo por esguince o sobre esfuerzo de hombro en los últimos 6 meses	Incapacidad de más de 30 días en los últimos 6 meses por problemas de hombro	Reubicación de más de 30 días por patología de hombro en los últimos 6 meses	Diagnóstico de tendinitis de hombro o más de 2 consultas en los últimos 6 meses por síntomas asociados a problemas de hombro
Síndrome del tunel carpiano y epicondilitis	Diagnostico Medico por estas patologías			
Dolor cervico braquial	2 o más consultas por dolor cervical en los últimos 6 meses	Cualquier diagnóstico de patología cervical.		

El autor.

2.4 Objetivos
Objetivo general

Implementar el sistema de vigilancia epidemiológico para el control del factor de riego ergonómico (biomecánico) y la prevención de enfermedades osteoarticulares.

Objetivos Específicos

1. Reducir la intensidad de exposición al factor de riesgo Ergonómico en la Empresa X
2. Prevenir la aparición de la patología osteomuscular asociada al factor de riego ergonómico en la Empresa X.
3. Diagnosticar tempranamente la patología osteomuscular derivada del factor de riesgo ergonómico y disminuir las secuelas
4. Reducir la accidentalidad por lumbago no especificado, esguince de columna, esguince de hombro y esguince de codo.
5. Disminuir el ausentismo por patología osteomuscular derivada de la exposición a factor de riesgo ergonómico.

Estos son los 5 objetivos específicos básicos del SVE para el control del riesgo ergonómico y la prevención de la patología osteomuscular. No obstante, la empresa puede tener en mente otros objetivos como, por ejemplo, los que se proponen a continuación:

6. Reducir el número o porcentaje de reubicaciones laborales debidas a patología osteo muscular.
7. Reducir el número de querellas ante el Ministerio de Trabajo, las órdenes de reintegro, y las demandas de responsabilidad civil.
   Se puede proponer como objetivo específico, y es válido hacerlo, una evolución del costo beneficio comparando la inversión en la implementación del SVE frente a los beneficios en términos de reducción de costos derivados de la disminución en la productividad, costos judiciales y contratación de trabajadores adicionales.

2.5 Población y factor de riesgo a vigilar

De acuerdo con criterios universales se debe hacer vigilancia a todos los trabajadores expuestos al 50% de los límites máximos recomendados o establecido como de riesgo de presentar alteraciones en la salud.

Esto puede ser más o menos fácil de determinar para agentes físicos como el ruido, los rayos X; o químicos como material particulado, sílice o asbesto; pero resulta menos fácil determinar el 50% del límite máximo recomendable en factores de riesgo ergonómico. Existen algunas Normas o recomendaciones de límites de exposición biomecánica, pero aun asi, no es tan fácil determinar cuál es la mitad de un riesgo que es clasificado como alto.

Estos límites de exposición son las Normas ISO 11226 para miembros superiores o las ISO 11228 para manejo de cargas. Están también el Índice OCRA y la ACGIH HAL.

De todos modos, se hace necesario comenzar a vigilar e intervenir el factor de riesgo ergonómico para que el trabajo resulte seguro para el trabajador. No es fácil determinar con exactitud la mitad del nivel máximo de exposición recomendado porque estas normas no siempre están dadas en valores cuantitativos. Por ejemplo, no es posible saber si la mitad del esfuerzo de levantar 25 kg sea 12.5 kg, porque si bien 12.5 kg es la mitad de 25, el esfuerzo de levantarlo no necesariamente es la mitad ya que no guarda una relación lineal, aritmética.

Este nivel de intervención se debe definir con bases en diferentes fuentes de información, e idealmente deberá ser determinado por personas con suficientes conocimientos y experticia, con el fin de que las intervenciones resulten efectivas, realistas y a un costo razonable.

2.6 Evaluación del factor de riesgo ergonómico.

Para evaluar el factor de riesgo ergonómico en una empresa no requiere hacer análisis de puesto de trabajo de todos los cargos. Es posible que a unos pocos, o incluso a ninguno. Normalmente existen datos previos en la empresa que se pueden analizar cuidadosamente para evaluar los riesgos. Si esto no es suficiente para determinar cuál es la población en riesgo de enfermar que debe incluirse en el SVE se acudirá a valoraciones por parte de expertos.

En este manuscrito se propone el uso de la Estrategia SOBANE creada por *Malchaire* (2004), y recomendada por la *Guía Técnica de Sistema de Vigilancia Epidemiológica en prevención de desórdenes musculo esqueléticos en trabajadores en Colombia, Ministerio de la Protección Social, 2008*). Yo la he modificado un poco con miras a hacerla más práctica. Esta consta de 4 pasos que son: **Screening** (**S**), **Observación** (**OB**), **Análisis** (**NA**) y **Experto.** He aquí una breve definición de cada término.

2.6.1. Screening (S).

Es el primer paso que consiste en un tamizaje general. Aquí la fase de Screening corresponderá a información que posee la empresa sobre ausentismo, accidentalidad, profesiograma, informe de los exámenes periódicos, casos de enfermedad laboral y matriz de peligros.

Veamos esta lista de fuentes importantes de información sobre el factor de riesgo ergonómico:

Matriz de Riesgos: Es importante considerar los puestos de trabajo que presentan calificación alta y muy alta para factores de riesgo ergonómico.

Incidencia de accidentalidad: Tener en cuenta aquellas áreas donde los trabajadores han sufrido aumento de la accidentalidad debida a sobreesfuerzos, lumbagos, cervicalgias, esguinces de hombro y esguinces de codo.

Informe de enfermedad laboral. Se incluyen todos los trabajadores de áreas de la empresa donde se hayan reconocido enfermedades laborales como trastorno del disco lumbar, síndrome del túnel carpiano, epicondilitis, síndrome del manguito rotador, tendinitis de hombros, teno sinovitis de Quervain y de los flexores del antebrazo, dedos en gatillo.

Profesiograma: Se debe considerar su inclusión de aquellas áreas donde el profesiograma indique altas demandas ergonómicas para sobreesfuerzo, manejo de carga pesada, repetitividad fuerza y postura a nivel de codos o muñecas, postura incómodas a nivel de hombros, posturas incómodas de cuello, vibración mano brazo o de cuerpo completo.

Informe epidemiológico de los exámenes periódicos. Se recomienda incluir en el SVE aquellas áreas donde el informe epidemiológico indique mayor presencia de síntomas como lumbagos, parestesias en manos, dolor en hombros, engatillamiento, dolor en codos. Tambien donde presenten hallazgos físicos de alteraciones en nervio periférico o tendones.

Ausentismo: Tener en cuenta aquellas áreas donde se encuentra un incremento mayor de ausentismo por patología osteomuscular como lumbagos, esguinces de hombro, dolor en codos o tortícolis.

Morbilidad sentida. Se incluyen aquellas áreas donde se reporten presencia aumentada de síntomas como lumbagos, parestesias en manos, dolor en hombros, engatillamiento, dolor en codos. Aquí se presenta un cuadro a manera de resumen.

Tabla N° 4. Criterios de clasificación al SVE				
Indicador/patología	**Dolor lumbar crónico**	**Síndrome manguito rotador**	**Síndrome del túnel carpiano y epicondilitis**	**Dolor cérvico braquial**
Ausentismo	Aumento del ausentismo por dolor lumbar y/o patologías de columna.	Aumento del ausentismo por Patologías de hombro como SMR, esguinces o tendinitis de hombro.	Ausentismo por STC	Ausentismo por esguinces o patología de cuello.
Índice de accidentalidad	Reporte de accidentes por esguinces de columna, sobre esfuerzos o	Reporte de accidentes de trabajo por esguinces de hombro	NO	Reportes de AT esguinces de hombro.
Enfermedad laboral	Se ha calificado al menos una enfermedad de columna como laboral.	Se ha calificado al menos una enfermedad de hombro como laboral.	Se ha calificado al menos una enfermedad de codo o STC como laboral.	Se ha calificado al menos una enfermedad de columna cervical como de origen laboral.
Matriz de peligros	Riesgo alto o muy alto para columna lumbar.	Riesgo alto o muy alto para hombro.	Riesgo alto o muy alto para Codo o Muñeca.	Riesgo alto o muy alto para columna cervical.
Morbilidad sentida	Síntomas aumentados de dolor lumbar.	Aumento de la sintomatología de dolor en hombros.	Aumento de síntomas de parestesias y dolor en muñecas o codos.	Aumento de síntomas de dolor cervical y parestesias en extremidades superiores.
Informe epidemiológico de exámenes periódicos	Incremento importante de dolor lumbar o signos clínicos de patología discal.	Aumento importante de síntomas de dolor en hombro o hallazgos clínicos positivos.	Aumento de síntomas y hallazgos clínicos a nivel de codo y muñecas.	Aumento de síntomas de Cervicalgias o hallazgos positivos al examen cervical.

Fuente: El autor

Este análisis se recomienda sea hecho por el Médico especialista en salud ocupacional encargado del SVE.

No existen parámetros que se puedan dar como guía, por lo que queda a criterio del Médico evaluar cada una de las fuentes de información, de acuerdo con su conocimiento, experiencia y la consulta de documentos como el promedio de ausentismo en otras empresas del mismo sector económico.

2.6.2 Observación.

Lo más seguro es que con este primer paso se logre hacer una clasificación de todos los puestos de trabajo que presentan exposicion importante a riesgo ergonómico y que deben ser incluidos en el SVE. Si con el primer paso no se logra una clasificación adecuada de los puestos, se pasa a una observación no profunda. Para esto se propone el método **Deparis** también recomendado por la *Guía Técnica de Sistema de Vigilancia Epidemiológica en prevención de desórdenes musculo esqueléticos en trabajadores en Colombia, Ministerio de la Protección Social, 2008*).

Aplicación de herramientas Deparis. Este es una herramienta de investigación ergonómica no observacional, que no requiere visita del puesto de trabajo y que puede ser respondida por los trabadores (una pequeña muestra de cada área).

Esta metodología evalúa 18 Items que se refieren a todos los posibles factores de riesgo en el trabajo, pero en este caso solo interesan los siguientes:

El ítem 1, observar que el espacio tenga la altura adecuada,

El ítem 3 sobre adecuación del trabajo, repetitividad

El ítem 7 manejo de cargas

El ítem 8

El ítem 14 sobre exposición a vibración.

Esto dá una valoración cualitativa que puede ser con caras: Feliz (buenos), neutra y cara triste (desfavorable). Para esto se puede escoger dos trabajadores de cada área que respondan el cuestionario, que solo tarda unos minutos en resolverse.

Los que siguen a continuación, Analisis (A) y Experto (E) posiblemente nunca se requieran, pero los describo para tengan la información completa sobre el método.

2.6.3. Análisis. (AN).

Si las anteriores fuentes de información no permitan clasificar adecuadamente todos los puestos de trabajo, se recurrirá al tercer paso.

Se requiere que sea realizado por un experto. Se propone en este trabajo una visita de Inspección a aquellos puestos de trabajo o áreas donde no es claro el nivel de riesgo. Esta visita se hace por un experto (ver cuadro) y se puede comparar con Estándares Internacionales como las Normas ISO, CEN PRE EN, ACGIH HAL y otros.

2.6.4 Experto.

Aquí se proponen unos procedimientos, pero si el experto considera otros métodos, siempre que tengan validez, o estén bien soportados, se puede acudir a ellos. Los que se proponen aquí son:

Hombro: Para evaluar posturas de hombro se puede acudir a los Normas ISO 11226 y CEN PRE EN 1005. Básicamente es constatar si la postura de hombros cumple con las recomendaciones de éstas dos Normas: Si las cumple el puesto de trabajo se puede clasificar como leve. De no cumplirlas se puede clasificar como moderado o alto riesgo.

Codo y muñecas. Se puede evaluar mediante metodología **Keyserling**, método diseñado por el Centro de Ergonomía de la Universidad de Michigan. Este es un cuestionario muy sencillo, de 18 Ítems que se evalúa en una escala Likert con 3 opciones: No, habitualmente, más de 1/3 de la jornada. Clasifica el factor de riesgo de acuerdo con el número de respuestas (*Manual de Ergonomía, Fundación Mapfre*).

También se pueden comparar contra los Estándares de la ACGIH HAL o el OCRA check list (*David 2005; Takala 2010*; Risk Estimation for musculokeletal Disorders; JA Reingelberg).

Manipulación de cargas. La exposición a manejo de carga pesada se puede evaluar mediante la Norma ISO 11228. Esta Norma considera manipulación de carga pesada a partir de 3 Kg si la repetitividad es muy alta, y aumenta el peso de la carga en la medida en que reduce la repetitividad.

Pérdida de talla durante la jornada laboral. Es otra forma clínica muy fácil de aplicar y que cuenta con suficientes soportes científicos (Kapandji, *Fisiología articular; Enciclopedia de Salud y Seguridad en el Trabajo, capitulo 6*;). Consiste en medir la estatura al comienzo y al final de la jornada laboral. Eso debe hacerse con una metrilla debidamente calibrada. Una pérdida de 2 cms en la jornada de trabajo significa un trabajo físico pesado (Solo aplica en trabajadores sanos). Podría tomarse el valor de 1.5 cms para incluir en el SVE.

Nuca. En este caso solo es verificar que el trabajador no labore con postura de cuello en extensión o de flexión mayor a 15° o 20°.

Esta evaluación puede ser realizada por n Terapeuta Físico u Ocupacional con especialidad en Salud Ocupacional o por un Ergónomo

Solo si es necesario se acudiría a un estudio especializado, pero esto en la mayoría de los casos no se requiere.

En el siguiente cuadro presento un resumen de las metodologías que pueden emplearse por segmento para este tercer paso de la estrategia SOBANE

Tabla N° 5. Evaluación por Segmentos			
Segmento	**Metodología**	**Encargado**	**Fuente**
Hombro	Normas ISO 11226, Normas CEN PRE EN 1005	Terapista Física u Ocupacional con Especialidad en Salud Ocupacional, Ergónomo.	GATISO Hombro doloroso.
Codo y muñecas	ACGIH HAL, Índice o Check list OCRA, Keyserling	Terapista Física u Ocupacional con Especialidad en Salud Ocupacional, Ergónomo.	Takala 2010; Reingelberg, Manual de Ergonomía Fundación Mapfre.
Espalda	Normas ISO 11228; Disminución de talla	Terapista Física u Ocupacional con Especialidad en Salud Ocupacional, Ergónomo.	Reingelberg, Kapandji, Enciclopedia Salud y Seguridad OIT.
Nuca (posturas)	Evaluación posturas	Terapista Física u Ocupacional con Especialidad en Salud Ocupacional, Ergónomo.	NIOSH 1997.

2.6.4 Especializado.

Es un análisis más profundo todavía, pero solo se requerirá en muy pocos casos, cuando se requiera será con el objetivo de clasificar el puesto de trabajo que no ha sido posible clasificar (leve moderado o alto) adecuadamente con las demás herramientas.

2.7 Clasificación final de los puestos de trabajo.

El ejercicio final de todo será poder clasificar los puestos de trabajo en tres niveles:

Nivel de riesgo Leve: Son los puestos de trabajo que en el Screening no presenta ningún hallazgo indicativo de riesgo alto. Tampoco en la aplicación del método Deparis, ni el en la evaluación por Expertos (Análisis). Los trabajadores que ocupan puestos de trabajo clasificados como leves no se incluyen en el SVE. A estos se les hará el seguimiento normal, pero no vigilancia especial.

Nivel de riesgo Moderado. Se propone como criterio para clasificar en grado moderado aquellos puestos en los que menos de la mitad de los criterios de la fase de Screening ha sido positivos. Si se usó el método Deparis aquellos que se calificaron como neutro (amarillo. Si se llega hasta la fase de Análisis (estudio por experto), será el criterio de este experto que los clasifique como moderado o grave.

Nivel de riesgo Alto. Se propone como criterio para clasificar como alto aquellos puestos donde la mitad o más de los criterios de la fase de Screening han sido positivos o si por el método Deparis se calificaron con cara triste. Si se llega hasta la fase de Análisis (estudio por experto), será el criterio de este experto que los clasifique como riesgo alto.

Tabla N° 6. Clasificación de Trabajadores para el SVE

Área de W/Patología	Dolor cérvico braquial	Dolor de espalda baja	Síndrome de manguito rotador	Epicondilitis	Trastornos de la muñeca y antebrazo
Comercial	Positivo		Positivo		
Archivo		Positivo			Positivo
Almacén		Positivo		Positivo	Positivo
Producción					
Mantenimiento	Positivo		Positivo		Positivo

Otra forma de clasificar la exposicion cuando se dispone de evaluaciones de puesto de trabajo podría ser la siguiente:

Riesgo leve o bajo.

Hombro: Posturas de trabajo por debajo de los 60 grados

Muñecas y codos: Indice OCRA menor o igual a 0.5

Columna lumbar: Si no supera los límites máximos recomendados por las Normas ISO 11228-1 (manejo de carga), 11228-2 (empuje y arrastre) y 11228-3(peso asociado a repetitividad)

Columna cervical: Postura de cuello sin ningun grado de extensión y flexion de cuello menor a 10 grados.

Riesgo moderado.

Hombro: Posturas de trabajo por entre 60 y 90 grados

Muñecas y codos: Indice OCRA 0.5 y 1.5

Columna lumbar: Si supera los límites máximos recomendados por las Normas ISO 11228-1 (manejo de carga), 11228-2 (empuje y arrastre) y 11228-3(peso asociado a repetitividad)

Columna cervical: Postura de cuello sin ningun grado de extensión y flexion de cuello entre 10 grados y 20 grados.

Riesgo alto.

Hombro: Posturas de trabajo mayor a 90 grados

Muñecas y codos: Indice OCRA igual o mayor a 1.5

Columna lumbar: Si supera los límites máximos recomendados por las Normas ISO 11228-1 (manejo de carga), 11228-2 (empuje y arrastre) y 11228-3(peso asociado a repetitividad)

Columna cervical: Postura de cuello con algún grado de extensión y/o flexion de cuello mayor a 20 grados.

En el caso de la columna lumbar no encuentro manera de diferenciar riesgo moderado y alto, por lo que, si no cumple las recomendaciones de la ISO 11228 se debe considerar expuesto y con riesgo de desarrollar patologia discal y dolor lumbar crónico.

2.8 Flujograma de clasificación de los trabajadores que van a ser objeto de vigilancia epidemiológica para el control del factor de riesgo ergonómico y prevención de la patología Osteomuscular.

Diagrama N° 2

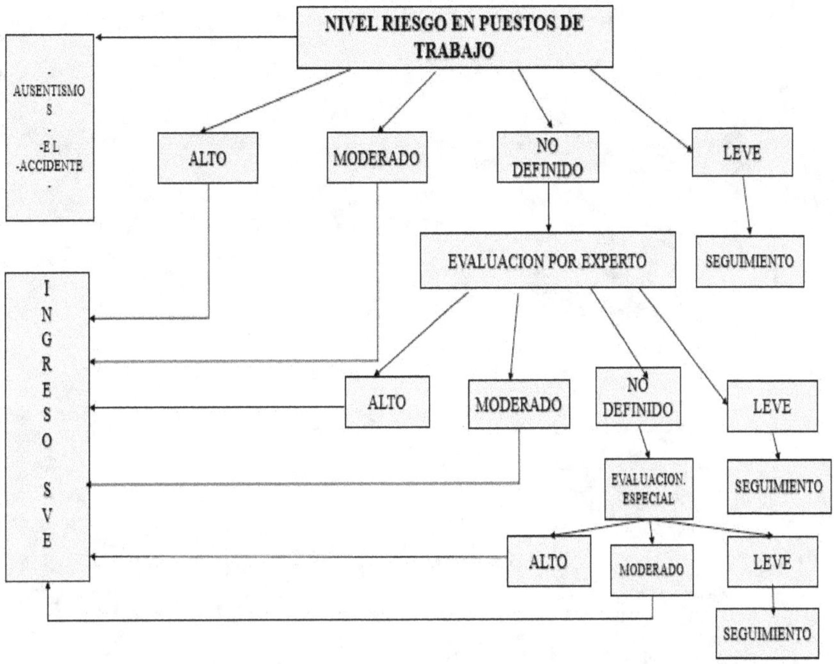

CAPITULO III. IMPLEMENTACIÓN DE UN SISTEMA DE VIGILANCIA EPIDEMIOLÓGICA.

3.1 Sub programas del SVE.

Ingresaran al sistema de vigilancia epidemiológica todos los trabajadores que luego de clasificar sus puestos de trabajo presenten exposición alta o moderada porque tienen riesgo de desarrollar enfermedades osteomusculares. Con el fin de dar un manejo más específico se han clasificado en 4 grupos, los cuales corresponden a los segmentos corporales más importantes. A estos grupos se les llamara subprogramas y son:

Subprograma de prevención del dolor lumbar y de la patología discal. En este se incluyen las áreas de trabajo que presentan exposición a trabajo físico pesado, manejo de cargas, posturas incómodas de tronco, vibración de cuerpo completo.

Subprograma prevención del hombro doloroso y de la patología de hombro. En este subprograma se incluyen trabajadores expuestos a posturas mantenidas o sostenidas de hombro (uní o bilateral) en flexión o abducción igual o mayor a 60°, a movimientos repetitivos de hombro y a sobreesfuerzos.

Subprograma prevención de la patología de codo, antebrazo y mano. En este subprograma se incluyen trabajadores de secciones donde se encuentre exposición a movimientos de pronosupinación acompañados de fuerza, repetitividad a nivel de muñecas, posturas incómodas de muñecas asociadas a fuerza, herramientas vibrátiles, o la combinación de estos.

Subprograma prevención del dolor cérvico braquial. En este subprograma se incluyen aquellas secciones de trabajo que presenten exposición a posturas de cuello en extensión, flexión forzada de cuello o donde se haya identificado problemas de estrés por algún medio.

3.2 Equipo de trabajo, recursos económicos y logísticos.

El siguiente paso es designar el equipo de trabajo, los recursos económicos y logísticos, así como la elaboración del cronograma de actividades para la ejecución del SVE. El cronograma puede ser algo como esto:

Tabla N° 7. Cronograma de actividades

Actividad	Fecha	Hora	Modalidad	Responsable	Evaluación
Presentación SVE	aa/mm/dd		Virtual o presencial.	Encargado de la actividad.	Se evalúa los logros de la actividad.
Capacitación FR					
Capacitación FR					
Visitas de Inspección PT					
Inicio Programa Calistenia					
Inicio programa pausas activas					
Auto reporte Condiciones desfavorables de trabajo					
Práctica exámenes Médicos					
Implementación Mejoramiento PT					
Medición Indicadores					

Fuente: El autor

El Equipo de Trabajo deberá contar al menos con 2 profesionales especializados en Salud y Seguridad en el Trabajo o en Ergonomía. Estos profesionales son:

Médico. Puede ser de tiempo completo, por horas, compartido con otras empresas, según el tamaño de estas. Idealmente el Médico que realiza los exámenes periódicos debería manejar el SVE. La función del Médico es la asesoría del SVE, el análisis de los indicadores, acompañar las visitas de los puestos de trabajo, la clasificación y reclasificación de los trabajadores según el riesgo.

Terapeuta Ocupacional o Terapeuta Física. La función es la de evaluar los puestos de trabajo cuando se requiera y junto con el Médico determinar los niveles de exposición (alto, moderado o leve). Además, realizar visitas a los puestos de trabajo con el fin de identificar y corregir malas técnicas de los trabajadores, proponer soluciones a los puestos de trabajo, dictar capacitaciones sobre técnicas de trabajo, sobre riesgos ergonómicos específicos, y evaluar el aprendizaje de los trabajadores.

Trabajador del area administrativa escogido por la gerencia. Este para que facilite el acceso a información necesaria, para que acompañe al equipo cuando se requiera y como enlace con la alta gerencia. El tiempo destinado depende del tamaño de la empresa, que en la mayoría de casos, solo ocupará fracciones de la jornada laboral.

Un trabajador por area o por dependencia. La idea con esto es involucrar a los trabajadores y obtener información de primera mano sobre los puestos de trabajo. Las funciones serán mínimas, la disponibilidad de tiempo con el programa es poca. Son necesarios sobre todo cuando se inspeccione el área por parte del Ergónomo o profesional especializado en salud ocupacional.

Recursos Logísticos.

Entre los recursos logísticos es recomendable un **Software** que puede ser aportado por el proveedor de salud ocupacional para el control de la gestión y de las actividades, para la actualización de los indicadores y lo que pueda ser sistematizado.

Con un SVE adecuadamente sistematizado, probablemente no se requiera espacio ni equipo de oficina adicional.

Una vez se tenga el diseño del sistema de vigilancia epidemiológica, con cronograma, recursos y responsables, se inicia la implementación con el objetivo de intervenir el factor de riesgo ergonómico y prevenir la aparición o la reducción de la patología osteomuscular en la empresa. La implementación o puesta en marcha del SVE es básicamente el cumplimiento del cronograma de actividades que se ha programado.

3.3 Actividades de Implementación del SVE para el control de riesgo ergonómico y la prevención de la enfermedad osteomuscular.

La primera actividad, o la que da inicio a la implementación del SVE es la socialización del mismo entre los trabajadores de los puestos de trabajo que van a ser objeto de vigilancia.

3.3.1 Presentación y socialización del SVE.

Se propone comenzar con una charla, que puede ser presencial o virtual mediante video conferencia directa. Debe hacerse en horario laboral para cumplir con la normatividad vigente, pero con posibilidad de que sea vista de nuevo por el trabajador en horario no laboral. Luego de esto se debe evaluar el aprendizaje. Aquí se proponen algunos puntos de la evaluación.

Pregunta 1. Marque verdadero (V) o falso (F) si su puesto de trabajo está inscrito en estos subprogramas:

Dolor lumbar crónico: V, F

Hombro doloroso: V, F

Enfermedades codo-muñeca: V, F

Dolor cérvico braquial V, F

Pregunta 2. ¿Qué actividades van a realizar los de su área de trabajo como parte del programa antes de iniciar labores? Marque Verdadero (V) o Falso (F):

Ejercicios de calistenia: V, F

Pausas activas: V; F

Pregunta 3. Marque verdadero (V) o Falso (F)

Un auto reporte de condiciones desfavorables del trabajo es… (Se da una definición): V, F

Un auto reporte de morbilidad sentida es… (Se da una definición): V, F

Pregunta 4. Marque la respuesta correcta: Para reportar las condiciones desfavorables de trabajo:

A. Le cuenta a su compañero de trabajo para que no le diga a nadie más.
B. Le informa al jefe o encargado de salud ocupacional para que este diligencie el formulario.
C. Diligencia el formulario que se designó para tal fin.
D. B y C son ciertas.

Estas preguntas se han formulado de esta manera con el fin de que puedan ser sistematizadas. También puede hacerse con todas las capacitaciones. A continuación se muestra un ejemplo.

Elija el que considere el principal factor de riesgo laboral para las enfermedades del hombro:

A. Postura
B. Repetitividad,
C. Fuerza,
D. Ninguna de las anteriores.

3.3.2 Capacitación.

Se harán sobre el factor de riesgo que se va a vigilar de acuerdo con cada cargo o área de trabajo. Es probable que un área de trabajo se haya incluido en más de un subprograma, por ejemplo, espalda baja y hombros, por lo que deberá recibir capacitación por cada uno de los sub programas. Las capacitaciones podrían ser sobre temas como:

- Factores de riesgo para dolor lumbar y enfermedades de la columna lumbar.
- Prevención del manejo del dolor lumbar y de lesiones de espalda.
- Técnicas para el manejo de carga pesada
- Factores de riesgo para lesiones de hombro.
- Prevención de lesiones y patología de hombro.
- Prevención de lesiones de codo
- Factores de riesgo para dolor cérvico braquial y prevención de lesiones y del dolor cérvico braquial.

Al final de cada capacitación se realiza evaluación de los conocimientos importantes sobre la charla. Esta evaluación deberá ser aprobada por todos los trabajadores. Se sugieren 5 preguntas, y que como mínimo el trabajador deberá responder acertadamente 4 para poder pasar a la siguiente capacitación. De lo contrario se deberá repetir.

Las preguntas serían sobre aspectos como: ¿Cuáles son los factores de riesgo en el trabajo para estas patologías? ¿Cómo puedo disminuir el riesgo de sufrir de estas patologías? ¿Qué puedo hacer para fortalecer mi sistema muscular?, ¿Qué debo hacer si encuentro situaciones desfavorables en el puesto de trabajo?; ¿Cuáles son los síntomas que me deben alertar y que debo hacer en ese caso? Se sugiera hacerlas tipo elección múltiple como los ejemplos de arriba para que puedan ser sistematizadas.

3.3.3. Visita de inspección a los puestos de trabajo.

Se realiza a los puestos de trabajo que previamente hayan sido clasificados como de riesgo moderado o alto. Se debe hacer por parte de un especialista en salud ocupacional, Medico, Terapeuta Ocupacional, Terapeuta Físico o Ergónomo. Estas inspecciones tienen como objetivos detectar y corregir malas técnicas de trabajo, pero además, evaluar la necesidad de posibles cambios o modificaciones en algunos de los puestos de trabajo

Durante la visita de inspección se indicará a los trabajadores las técnicas correctas de trabajar y se tomará nota de los aspectos a corregir.

3.3.4. Inicio de programas de calistenia, pausas activas y relajación muscular.

La calistenia se hará en los expuestos a manejo de carga pesada y a posturas incómodas de nuca.

La práctica de calistenia antes de iniciar jornada laboral tiene su fundamento en la literatura médica, la cual ha mostrado que la mayoría de extrusiones discales se presentan a comienzo de jornada, cuando el núcleo pulposo en más grande y la flexibilidad de la columna es menor. Esta tendría por objeto mejorar la flexibilidad y descomprimir el núcleo pulposo antes de iniciar la jornada (*Miralles A. Biomecánica clínica del aparato locomotor*).

3.3.5 Auto reportes de condiciones de trabajo desfavorables y de morbilidad sentida.

Se hará mediante un formulario adaptado para tal fin, y se evaluará por el encargado del SVE o uno de los del grupo de trabajo. Se propone el *Cuestionario Nórdico Estandarizado de Kuorinka*, herramienta que ha sido validada en varios países del mundo, incluidos algunos de Latinoamérica. Este cuestionario permite evaluar la morbilidad sentida de todos los segmentos corporales.

La otra herramienta que se recomienda utilizar en aquellos expuestos a alta carga dinámica en manos es el *Diagrama de Katz*, muy util como prueba de tamizaje para el síndrome del tunel carpiano.

La aplicación de estas herramientas puede hacerse en forma trimestral o cuando los encargados del SVE lo consideren. Los que reporten síntomas deberán ser enviados a la EPS y se podrá programar una inspección al puesto de trabajo.

3.3.6. Práctica de exámenes médicos periódicos.

Los exámenes periódicos se harán con énfasis en el sistema osteomuscular. Se debe incluir un informe epidemiológico. La periodicidad de los exámenes para quienes estén incluidos en el SVE será cada año. Estas evaluaciones periódicas tendrán mayor énfasis en signos y síntomas de columna lumbar, nuca, hombro o antebrazo y muñeca como se propone en el siguiente cuadro:

Tabla N° 8. Subprogramas por áreas					
Área	**Trabajadores**	**Subprograma**	**Especificidad del examen**	**Hallazgos**	**Observaciones**
		Dolor lumbar crónico	Dolor lumbar irradiado o no, espasmos dorso lumbares, retracción de isquiotibiales, lasegue, reflejos, dermatomas.		
		Hombro doloroso	Dolor y limitación. Signos de Jobe, Neer, Hawkins.		
		Codo y muñeca	Adormecimiento y pérdida de fuerza. Signos de Tinell, Phalen.		
		Dolor cérvico braquial	Dolor irradiado, alteración de dermatómas.		
Área					

Fuente: El autor

3.3.7. Implementación y mejoramiento de los puestos de trabajo problemas.

Se hará según la evaluación inicial y a un plan previamente establecido. Esto puede incluir mejoras técnicas o simplemente adecuar mejor la organización del trabajo dentro del área, por ejemplo, rotación de cargos para permitir que determinados grupos musculares descansen. Se deberá priorizar los de riesgo alto para luego seguir con los de riesgo moderado.

3.3.8. Medición de indicadores antes de poner en marcha el sistema de vigilancia epidemiológico.

Son los indicadores que se midieron cuando se diseñó el SVE, más otros nuevos de cobertura, cumplimiento, etc. Esos mismos indicadores se miden, puede ser a los 6 meses de implementado el sistema. La idea es comparar con la evaluación inicial y verificar si se están cumpliendo las metas propuestas.

En algunos casos los indicadores pueden ser mayores. La incidencia de enfermedad laboral, por ejemplo, al comienzo puede ser mayor. Esto debido a que uno de los objetivos centrales es diagnosticar prematuramente las enfermedades. Por esta razón en un comienzo este indicador va a ser mayor, pero en la medida que va corriendo el tiempo y el SVE se consolida, se espera que se reduzca.

La descripción de los indicadores que se van a medir con el fin de evaluar el éxito de la implementación del SVE aparecen descritos detalladamente en el último capítulo.

3.4 Notificación

3.4.1 Reportes al SVE y reportes al Ministerio de Trabajo

En un sistema de vigilancia epidemiológica se manejan dos tipos de notificaciones, una para el Sistema General de Seguridad Social (Ministerio de trabajo) y el otro para el SVE de la empresa. El primero cumple con la normatividad legal y el segundo tiene una función preventiva. De esto se deriva que no necesariamente concuerden ni en el tiempo ni en los diagnósticos ni en los indicadores.

Notificaciones al Ministerio de Trabajo. Al Ministerio de Trabajo se notifican aquellas enfermedades que han sido declaradas como de origen laboral, es decir son aquellas que han sido reconocidas por las Administradoras de Riesgos Laborales o que han sido declaradas de origen laboral después de hacer el trámite administrativo en las Juntas Regionales y Nacionales.

Este es un proceso que puede tardar de 1 a 2 años después del diagnóstico, incluso más tiempo. Se notifica al Ministerio de trabajo en cumplimiento de la normatividad y con el fin de que el Ministerio lleve actualizadas las estadísticas sobre enfermedad laboral. Como resulta obvio, solo se notifica cuando ya está en firme el origen laboral, no antes.

Notificación al SVE de la Empresa. Aquí no se espera que la enfermedad sea declarada laboral por que el objetivo del SVE es la prevención, por lo tanto esperar 2 o más años hasta que quede en firme significa perder todo este tiempo sin saber si el programa está dando resultados o no. El SVE es recolección de información relevante, análisis y acción continua, de modo que se requiere otro tipo de notificación al programa para ir evaluando las acciones del programa.

Por esta razón se propone en este programa que se reporte al SVE como positivo el evento centinela, que es un síndrome clínico o un diagnóstico que se detecta precozmente y que permite ir evaluando el comportamiento del factor de riesgo y de los problemas de salud derivados de este.

La finalidad del SVE no es calificar, ya que esta es función de las EPS, las ARL, los Fondos de Pensiones y de las Juntas de Calificación Departamental y Nacional. Lo más probable es que no vayan a coincidir las estadísticas de origen, pero para el SVE el caso sospechoso, síndrome o diagnóstico clínico, es el insumo para evaluar temprana y oportunamente el comportamiento de las enfermedades y poder actuar rápidamente.

Este es el flujograma de la notificación de casos que se propone.

Diagrama N° 3

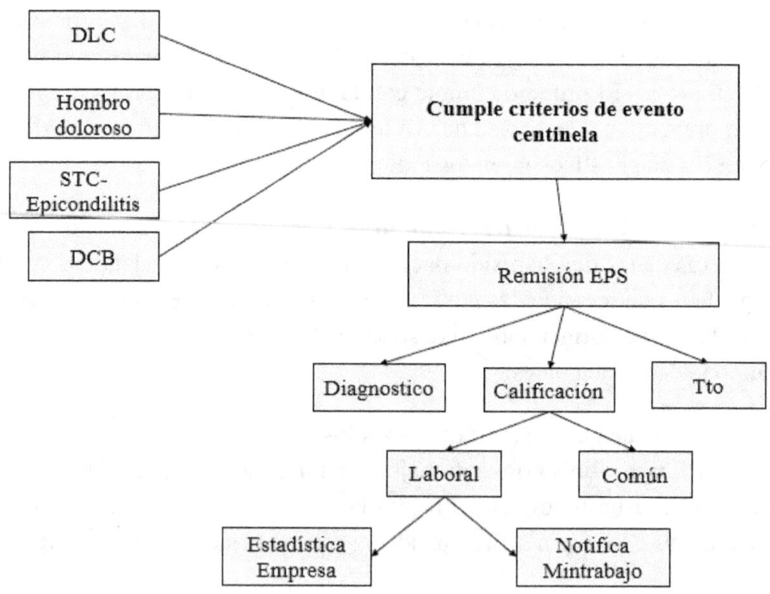

CAPITULO IV. ANALISIS DE LA IMPLEMENTACION DEL SISTEMA DE VIGILANCIA EPIDEMIOLOGICOS

Una vez implementado el SVE con la ejecución de las actividades propuestas, se deben volver a medir Los indicadores. El objetivo es establecer el impacto real de estas acciones. Hay que evaluar el mejoramiento de las condiciones de trabajo, de la reducción en las tasas de ausentismo, de reubicaciones, diagnóstico temprano, disminución de la accidentalidad y de la incidencia de enfermedad laboral. También se mide el cumplimiento de lo propuesto como una forma de evaluar el compromiso de los actores.

En este manuscrito se propone tomar como caso de enfermedad laboral la que toma el SVE, es decir, la presunta, en lugar de la enfermedad laboral cuando está ya en firme el origen. La razón, como se explicó más arriba, es que este es un proceso que tarda mucho (unos 2 años o más) y puede dar la falsa sensación de reducción de la patología osteomuscular, sin que realmente sea un hecho.

Si se espera a la confirmación del origen por la Junta Nacional, habría que incluir en forma tardía casos que enfermaron mucho antes, por lo que los indicadores no reflejarían la situación real. Lo ilustro con este ejemplo: Si en una empresa hay 4 presuntos casos de síndrome del túnel carpiano el primer año, pero no se incluyen en las estadísticas de enfermedad laboral, podrá parecer que el primer año la situación mejoró mucho, pero estos casos seguro aparecerán en las estadísticas de casos nuevos en uno o dos años, inflando las estadísticas de esos años cuando las enfermedades se produjeron mucho antes.

4.1 Clasificación de los Indicadores.

De acuerdo con lo anterior vamos a clasificar los indicadores en unos Administrativos como son cumplimiento, cobertura, ejecución. Otros indicadores tienen que ver directamente con el mejoramiento de las condiciones de trabajo y la salud de los trabajadores.

El análisis de la implementación del sistema de vigilancia epidemiológico se hace mediante indicadores que básicamente miden el cumplimiento de los objetivos específicos. De los 4 objetivos específicos de este SVE, 2 tienen como objetivo la salud de los trabajadores (disminuir la ocurrencia de enfermedad derivada del trabajo y detección temprana de las patologías). Otro apunta al mejoramiento de las condiciones de trabajo (mejorar aquellos puestos de trabajo con riesgo elevado) y el último a reducir el ausentismo laboral por las patologías osteomusculares.

4.1.1. Indicadores Administrativos

Indicadores del programa

Parte fundamental del sistema de vigilancia epidemiológica es el análisis de la información. Una de las formas para manejarla es la utilización de indicadores que permiten relacionar la morbilidad, el diagnóstico precoz, el ausentismo y cumplimiento, para poder evaluar el impacto las acciones en el ambiente y su seguimiento posterior en el trabajador.

Indicadores de magnitud

Este indicador mide la magnitud del problema del factor de riesgo en la empresa que puede depender de la actividad económica de la empresa y del proceso de producción, por lo tanto, puede no tenerse un indicador con el cual comparar.

- Número de trabajadores expuestos * 100

$$\frac{\text{Número de trabajadores expuestos} * 100}{\text{Total trabajadores}}$$

Total trabajadores

Cuando se mida este indicador es bueno calificarlo: Postura de hombro, manipulación carga, repetitividad, etc.) y medirlos aparte.

Indicadores de cobertura

Este indicador mide el porcentaje de trabajadores expuestos incluidos en el programa. Los demás indicadores dependen de que la cobertura sea de 100%, por lo tanto, la meta para este indicador es el 100%.

- Población expuesta inscrita en el programa * 100

Población expuesta estimada.

- Número de trabajadores evaluadosX100%

Número de trabajadores expuestos

En este caso la población evaluada se refiere a los clasificados en el SVE que se le programó examen médico periódico o cualquier otra forma de evaluación. Este indicador se puede sub dividir en 2 o 3, según el tipo de evaluaciones que se le hayan practicado, por ejemplo, la encuesta de morbilidad sentida, examen osteoarticular, etc. En el denominador siempre ira el número de trabajadores expuestos.

- Número de trabajadores capacitados x 100

Número de expuestos

La meta para estos dos indicadores es que se alcance el 100% de los trabajadores expuestos. Por debajo de este porcentaje es inadmisible.

Cumplimiento

Este indicador mide las actividades de prevención en la población a riesgo

- Número de capacitaciones realizadas x 100

Número de capacitaciones programadas

- Número de actividades realizadas x 100

$$\frac{\text{Número de actividades realizadas x 100}}{\text{Número de actividades programadas}}$$

Indicador de Gestión

- Número de trabajadores que asisten a consulta * 100

$$\frac{\text{Número de trabajadores que asisten a consulta * 100}}{\text{Trabajadores remitidos}}$$

En este indicador se toma como numerador aquellos casos sospechosos de presentar una de las patologías sobre las que se hace vigilancia, los cuales deber ser remitidos a Médico de la EPS. El denominador son los que se remiten.

4.1.2. Indicadores de Mejoramiento de los puestos de trabajo.

El factor de riesgo ergonómico es algo que está presente siempre. Se encuentra en la vida diaria y en la actividad laboral. Por esta razón no se puede pretender eliminarlo, tampoco es deseable para la salud, sino llevarlo a un nivel que represente poco riesgo para desarrollar enfermedades osteomusculares. La implementación del SVE pretende eliminar el riesgo alto de los puestos de trabajo y pasarlos a moderado o a leve. Aquellos calificados como riesgo moderado se debe tratar llevarlos a riesgo leve.

Se espera con la implementación del SVE una tendencia a que todos, o la mayoría de puestos de trabajo, sean de riesgo leve, y que los puestos de trabajo clasificados como riesgo alto representen cada vez un porcentaje menor, y como objetivo final, su eliminación.

Los indicadores relacionados con el puesto de trabajo miden el mejoramiento gradual de los puestos de trabajo de condiciones desfavorables a condiciones más adecuadas de trabajo.

- Número de trabajadores con riesgo alto antes del programa x 100%

____

Número total de trabajadores expuestos

- Número de puestos de trabajo con riesgo alto x100%

____

Número total de puestos de trabajo de riesgo alto y moderado

- Número de puestos de trabajo intervenidos x100

____

Número de puestos de trabajo de riesgo alto y moderado.

- Número de puestos de trabajo con riesgo alto después del programa x 100

____

Número total de puestos de trabajo.

4.1.3 Indicadores de impacto biológico

Este Indicador mide los efectos permanentes sobre la salud del trabajador.

El objetivo máximo para este indicador, después de un periodo de tiempo de haber iniciado el programa, es de cero (0) casos para patologías de estos 4 grupos. .

Este es un indicador que no se va a lograr en el corto plazo debido a que cuando se implementa el SVE es muy probable que ya existía la exposición y a que la reducción en la intensidad del factor de riesgo no se logra inmediatamente.

En el primer año puede presentarse un aumento en el número de casos porque la implementación de un SVE implica la búsqueda activa de casos y se van a diagnosticar algunos en fase temprana (leves). Este es precisamente uno de los objetivos específicos. De lo anterior podemos concluir que el indicador biológico se va a analizar con base en los siguientes parámetros.

- Aumento del diagnóstico de patologías en estadio temprano (casos leves)
- La relación casos leves dividido entre casos totales debe ir creciendo hasta llegar a ser de 1 (quiere decir que idealmente todos los que se diagnostiquen, sean casos leves).
- A partir del primer año de implementación del SVE, debe comenzar a observarse una reducción progresiva en el número total de casos, año tras año, hasta lograr el mínimo posible de casos.
- La severidad de las secuelas como resultado de un diagnóstico precoz debe disminuir, por lo tanto, debe observarse una reducción en el número de reubicaciones por estas patologías.

Prevención de patologías osteomusculares y diagnóstico temprano. Como hemos dividido el SVE en 4 grupos se va a evaluar cada grupo por separado. Para poder evaluar el diagnostico precoz se ha dividido la severidad en grado leve, moderado y severo. Con la implementación del SVE se busca no solo reducir al mínimo la ocurrencia de enfermedad laboral osteomuscular, sino que con el tiempo se diagnostiquen todas las patologias en estadio leve.

En un comienzo no es posible debido a que muchos trabajadores venían expuestos y probablemente ya han venido presentando la enfermedad en fase sub clínica.

Dolor lumbar crónico. Se ha clasificado de la siguiente manera:

1. **Grado leve**. Dolor lumbar crónico que solo requiere manejo médico, terapia física y recomendaciones laborales temporales.
2. **Grado moderado**. Dolor lumbar crónico que además de lo anterior, requiere manejo intervencionista por parte de Clínica del dolor o Fisiatría para el control de sus síntomas. Además de lo anterior necesita recomendaciones por periodos más largos: se podrían tomar 60 días como punto de corte.
3. **Grado severo**. Aquellos casos que requieren cirugía como laminectomias, discoidectomias, etc.

Síndrome del Manguito Rotador. Se ha clasificado de la siguiente manera de acuerdo con la severidad:

1. **Leve**: Tendinitis del manguito rotador pero sin ruptura parcial ni total.
2. **Moderado**. Ruptura parcial del tendón del manguito de los rotadores pero sin indicación quirúrgica.
3. **Severo**. Cuando se indica manejo quirúrgico.

Síndrome del túnel carpiano: Se definen de acuerdo con el reporte electrográfico en leve, moderado y severo.

Dolor cérvico-braquial. Los grados leve, moderado y severo, se definen de acuerdo con los siguientes criterios:

1. **Leve**: Requiere solo manejo médico con analgesia y terapia física.
2. **Moderado**: Además de lo anterior, requiere procedimientos invasivos.
3. **Severo**. Se indica cirugía para el tratamiento.

Dolor lumbar crónico

La meta es la de eliminar los casos graves de dolor lumbar crónicos, aquellos que requieren manejo quirúrgico y los casos moderados, los que requieren tratamientos intervencionistas para el manejo del dolor y reducir tanto como se pueda los casos leves, pero en todo caso que estos leves representen la totalidad de los casos.

- Número de trabajadores con dolor lumbar crónico x 100%

Número de trabajadores expuestos a manejo de carga pesada.

- Número de trabajadores con dolor lumbar crónico leve x 100%

Casos totales de dolor lumbar crónico.

- Número de trabajadores nuevos reubicados por dolor lumbar crónico x 100%

Número de trabajadores expuestos manejo de carga pesada

- Número de AT esguince de columna y/o lumbago no especificado x 100%

Número de trabajadores expuestos a manejo de carga pesada

Hombro doloroso, síndrome del manguito rotador (SMR)

Igual que la anterior se clasificó en leve moderado y severo. La implementación del SVE apunta a que si se presentan casos, estos se detecten en la fase inicial cuando solo es una tendinitis, la cual es curable con tratamiento médico y no deja secuelas.

- Número de trabajadores con SMR x 100%

Número de trabajadores expuestos a posturas extremas de hombro.

- Número de trabajadores con SMR leve (tendinitis) x 100%

Casos totales de SMR.

- Número de AT Esguince de hombro x 100%

Número de trabajadores expuestos a manejo de carga

- Número de trabajadores nuevos Reubicados por SMR x 100%

Número de trabajadores expuestos a posturas incomodas y manejo de cargas

Síndrome del Túnel Carpiano.

- Número de trabajadores con STC x 100%

Número de trabajadores expuestos a repetitividad, postura y fuerza en muñecas.

- Número de trabajadores con STC leve (EMG) x 100%

Casos totales de STC.

- Número de AT esguince de codo (EMG) x 100%

Total trabajadores expuestos a manejo de carga

- Número de trabajadores nuevos reubicados por STC x 100%

Número de trabajadores expuestos repetitividad, postura y fuerza en muñecas.

Dolor cérvico braquial

- Número de trabajadores con dolor cervico braquial x 100%

Número de trabajadores expuestos a postura incómoda de cuello.

- Número de trabajadores con dolor cervico braquial leve x 100%

Casos totales de dolor cérvico braquial.

- Número de trabajadores nuevos reubicados dolor cervico braquial x 100%

Número de trabajadores expuestos posturas incomodas de cuello

Ausentismo

- Días de incapacidades por patologías determinada * 100

Días trabajados

Ausentismo

- Trabajadores incapacitados por esta patología * 100

Población total

BIBLIOGRAFIA

1. Vigilancia epidemiológica en Salud Ocupacional, Juan Vicente Conde S, 2003, Revista de la Sociedad Colombiana de Medicina del Trabajo. Colombiana de Medicina del Trabajo, mayo 2003.
2. Colimón, K. M. (1990). *Fundamentos de epidemiología*. Ediciones Díaz de Santos.
3. Decreto 1562 de junio 22 de 1984
4. Decreto 614/1984,
5. Resolución 01016 de Mayo de 1989
6. Ley 100/93
7. Decreto 1295 de 1994
8. Decreto ley 962 de 2.005
9. Resolución 2646/2008
10. Decreto 1443 de 2014
11. Bernard, B. P., & Putz-Anderson, V. (1997). Musculoskeletal disorders and workplace factors; a critical review of epidemiologic evidence for work-related musculoskeletal disorders of the neck, upper extremity, and low back.
12. da Costa, B. R., & Vieira, E. R. (2010). Risk factors for work-related musculoskeletal disorders: a systematic review of recent longitudinal studies. *American journal of industrial medicine*, *53*(3), 285-323.
13. Ramírez, C., & Ordi, G. (2009). Protocolo para la detección de la simulación del dolor en la práctica clínica: estudio de casos. *Trauma*, *20*(4), 255-263.
14. Gresham, J. L., & Miller, R. (1969). 4 Evaluation of the Lumbar Spine by Diskography and Its Use in Selection of Proper Treatment of the Herniated Disk Syndrome. *Clinical Orthopaedics and Related Research (1976-2007)*, *67*, 29-41.
15. Normas ISO 11226
16. Normas ISO 11228
17. Normas CEN PRE EN
18. GATISO Hombro doloroso, Ministerio de la Protección Social.
19. Farrer, F., Minaya, G., Niño, J., & Ruiz, M. (1994). Manual de ergonomía fundación Mapfre. *España: Editorial Mapfre*.
20. David, G. C. (2005). Ergonomic methods for assessing exposure to risk factors for work-related musculoskeletal disorders. *Occupational medicine*, *55*(3), 190-199.

21. Takala, E. P., Pehkonen, I., Forsman, M., Hansson, G. Å., Mathiassen, S. E., Neumann, W. P.... & Winkel, J. (2010). Systematic evaluation of observational methods assessing biomechanical exposures at work. *Scandinavian journal of work, environment & health*, 3-24.
22. Ringelberg, J. A., & Koukoulaki, T. (2002). *Risk Estimation for Musculoskeletal Disorders in Machinery Design-Integrating a User Perspective*. European Trade Union Technical Bureau for Health and Safety.Kapandji, A. I. (1998). *Fisiología articular*. Médica Panamericana.;
23. Enciclopedia de Salud y Seguridad en el Trabajo, capitulo 6;
24. Epidemiologia, León Gordis, Elsevier Sanders
25. Hernberg, S. (1995). *Introducción a la epidemiología ocupacional*. Ediciones Díaz de Santos.
26. .Guía técnica de Sistema de vigilancia epidemiológica en prevención de desórdenes musculo esquelética, Ministerio de la Protección Social, 2008.

www.ingramcontent.com/pod-product-compliance
Lightning Source LLC
LaVergne TN
LVHW020011170826
845677LV00022B/2640
* 9 7 9 8 8 9 2 4 8 7 6 1 0 *